ville

T 50
c 21

T' 50
c 21

DISCUSSION SUR LA PESTE ET LES QUARANTAINES.

EXAMEN DES DOCUMENTS

DU

LAZARET DE MARSEILLE

AU SUJET DE LA

TRANSMISSIBILITÉ DE LA PESTE

**Soit dans les lazarets, soit à bord des bâtiments
venant de pays suspects,**

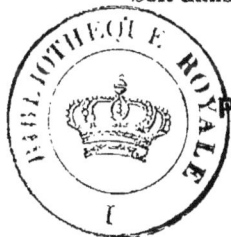

PAR M. POISEUILLE.

—

Extrait du Bulletin de l'Académie royale de Médecine,
Séance du 16 juin 1846.

—

A PARIS,
CHEZ J.-B. BAILLIÈRE,
LIBRAIRE DE L'ACADÉMIE ROYALE DE MÉDECINE,
RUE DE L'ÉCOLE-DE-MÉDECINE, 17.

1846.

PARIS. — IMPRIMERIE DE BOURGOGNE ET MARTINET, RUE JACOB, 30

EXAMEN DES DOCUMENTS

DU

LAZARET DE MARSEILLE

AU SUJET

DE LA TRANSMISSIBILITÉ DE LA PESTE.

Je n'avais point l'intention de prier l'Académie de m'accorder la parole dans la discussion générale ; mais un des membres de la commission, le premier qui a parlé dans ces débats, a fait sur le rapport une excursion plus ou moins rapide. Il a paru cependant analyser minutieusement les faits relatifs au point culminant de la question, je veux dire la transmissibilité de la peste loin des pays contaminés, soit à bord des bâtiments, soit dans les lazarets. Préoccupé de quelques faits, il les a isolés de beaucoup d'autres que nous aurons l'honneur de vous rappeler ; il a négligé de remarquer la connexion qui existait entre eux : de là l'incrédulité à laquelle il est arrivé en dernier lieu, et qu'il a essayé de vous faire partager.

Je me propose donc de discuter devant vous les faits qui se rapportent aux documents du lazaret de Marseille, au point de vue que je viens d'indiquer ; toutefois, chemin faisant, je m'arrêterai à quelques remarques que m'a suggérées le dépouillement de ces documents, et qui peuvent éclairer quelques unes des nombreuses questions que soulève l'étude de la maladie qui nous occupe.

Comme il est impossible d'établir d'une manière évidente la corrélation qui peut exister entre des faits, sans les mettre en présence, je me trouve dans la nécessité de reproduire en partie devant vous les faits de Marseille, qui déjà ont passé sous vos yeux. L'Académie voudra bien me pardonner quelques longueurs apparentes, en faveur de la clarté que j'ai cherché à répandre dans cette discussion.

Je terminerai par quelques propositions, qui me semblent des corollaires immédiats de la conviction à laquelle conduit un examen attentif et scrupuleux des pièces que nous allons étudier. Je désire d'autant plus faire connaître, dès à présent, ces propositions à l'Académie, qu'elles n'ont pas été accueillies par la commission.

En 1741, le pinque l'*Étoile du Nord*, commandé par le capitaine Coutel, est arrivé le 18 juin à Marseille, venant d'Alger, où régnait la peste; il avait quitté ce port le 8 du même mois.

La déclaration du capitaine Coutel porte qu'il a à bord un mousse malade depuis quatre jours, avec une glande engorgée à l'aine gauche; deux de ses seize passagers barbaresques sont aussi malades, mais non de la peste.

Nous ne rappellerons pas ici l'exposé des faits qui regardent l'*Étoile du Nord*; nous nous contenterons de dire que les rares visites des médecins au lazaret (cinq en deux mois), la brièveté toute remarquable de leurs rapports, le défaut de filiation presque constant entre les malades reçus au lazaret et la présence de l'*Étoile du Nord* à Pomègue, nous font écarter ces pièces relatives au capitaine Coutel, comme peu propres à démontrer rigoureusement la transmission de la peste à des individus étrangers aux navires, soit dans le lazaret, soit à bord. Néanmoins nous devons faire remarquer que les faits tout tronqués de l'*Étoile du Nord* ne sont point en opposition avec ceux dont nous serons bientôt témoins.

1760, le pinque *la Sainte-Famille*, capitaine Billon, part, chargé de marchandises, le 12 avril 1760, de Saint-Jean-d'Acre, et mouille à Pomègue le 8 mai suivant.

« Le capitaine Billon dépose que, cinq jours avant son dé-
» part d'Acre, il lui est mort un homme de la peste; le 17
» avril, un autre matelot, attaqué de la même maladie,
» meurt le 22...»

Le 10 mai, entre aux infirmeries de Marseille un matelot de *la Sainte-Famille*, malade depuis le 7; il offre tous les symptômes généraux de la peste, et en outre des glandes engorgées au col et au pli de l'aine gauche ; il succombe le lendemain.

Le 13 mai, est reçu au lazaret un autre matelot du capitaine Billon, Ambroise Barberi, malade depuis deux jours, glande inguinale ; il meurt le 14 mai.

Le 16 mai, arrivent au lazaret les matelots Jacques Tusel et Guillaume Giron, avec tous les symptômes généraux et locaux de la peste : bubons axillaires et inguinaux. Le premier est entièrement guéri le 22 juillet suivant ; le second succombe le 19 mai.

La Sainte-Famille continue d'envoyer successivement des pestiférés au lazaret ; les matelots Antoine Durand et Mathieu Savourain y meurent les 25 et 27 mai.

Tous ces faits démontrent que le navire du capitaine Billon était un foyer pestilentiel ; mais ici, comme dans toute autre circonstance analogue où un bâtiment quitte un pays où règne épidémiquement la peste, et sur lequel éclatent des cas de peste en mer, se présente une question qui paraît à quelques esprits très sérieuse, et que je vais avoir l'honneur de soumettre à l'Académie. Le navire, au moment du départ, était-il contaminé ? ou bien n'est-il devenu foyer de peste que par la présence à bord de personnes qui, ayant pris la maladie à terre, la peste étant chez elles à l'état d'incubation au moment de l'embarquement, ont alors, à la suite de son développement, transformé quelques points du navire en foyer d'infection pestilentielle ?

Cette question, qui, au premier abord, peut paraître de pure théorie, ne l'est nullement : elle est, au contraire, tout-à-fait pratique à l'endroit des quarantaines. En effet, si le bâtiment, par suite d'un séjour plus ou moins prolongé dans le pays où sévit une épidémie pestilentielle, est devenu en quelques uns de ses points foyer d'infection ; si en outre, ainsi qu'on l'observe très souvent (1), aucune des personnes à bord

_____

(1) Dans un espace de cent vingt-cinq ans, le port de Marseille ne compte que douze bâtiments, venant du Levant et des pays barbaresques, sur lesquels la peste ait éclaté.

n'a la peste à l'état d'incubation, il est alors impossible d'assigner aucune époque fixe au premier cas de peste qui y éclatera. L'explosion de ce premier cas dépendra des *faits et gestes* des personnes du navire, et rien n'est plus indéterminé : ainsi, s'il arrive au bout de cinq jours, par exemple, il aurait pu se présenter tout aussi bien au bout de dix, douze et même trente jours, toutes choses égales d'ailleurs, si la personne qui est frappée s'était mise plus tardivement en contact avec les points contaminés du navire. Que devient alors cette innocuité qu'on invoque? Lorsqu'il n'y a pas de cas de peste dans les huit jours, à partir du moment du départ, elle est tout-à-fait illusoire.

D'un autre côté, s'il est établi que tout navire partant d'un pays suspect n'est pas primitivement foyer d'infection, on pourra alors avoir une limite supérieure du temps de l'incubation, quand la maladie éclatera à bord ; et si on compte un grand nombre d'observations, on peut espérer obtenir cette limite avec toutes les variétés que comporte l'organisme.

Je crois qu'il est possible de démontrer que tout bâtiment arrivé à Marseille, et ayant présenté des cas de peste en mer, n'a jamais été primitivement foyer d'infection au moment du départ, qu'il ne l'est devenu que consécutivement, par suite de la présence de pestiférés à bord.

Pour établir cette proposition, je me suis appuyé sur les faits que contiennent les dossiers du lazaret de Marseille. Ces dossiers, comme on sait, sont au nombre de douze ; ils représentent une période de cent vingt-cinq ans. Il paraît d'ailleurs résulter de mémoires recueillis par notre laborieux rapporteur, M Prus, que le port d'où le navire faisait voile a toujours offert la peste à l'état épidémique.

Supposons l'un de ces bâtiments foyer de peste au départ. D'abord, tous les points du navire ne sont pas contaminés ; car s'il en était ainsi, la peste pourrait se montrer à bord simultanément chez plusieurs personnes à la fois, ainsi qu'on en est témoin dans l'un des quartiers d'une ville en temps d'épidémie. Jamais pareille simultanéité ne s'est présentée dans les faits de Marseille : un cas de peste a éclaté, jamais deux à la fois ; il a été suivi d'un autre au bout d'un temps variable. Je n'entends pas soutenir qu'il serait impossible que deux cas de peste se montrassent en même temps, par exemple, chez des individus qui, en s'embarquant, auraient eu la peste à l'état d'incubation ; mais, dans l'hypothèse où tous les points du navire seraient contaminés, plusieurs cas de peste auraient pu se montrer le même jour, et cela n'a jamais eu lieu. Ainsi, si le bâtiment est foyer de peste au départ, ce n'est que dans quelques points, et alors, comme nous le disions tout-à-l'heure, il devient tout-à-fait impossible d'assigner le temps au bout duquel le premier cas de peste éclatera. Ce temps est tout-à-fait variable ; il dépendra des rapports tout accidentels des personnes à bord avec les points contaminés. Or, les faits de Marseille paraissent établir que le premier cas de peste ne s'est jamais montré, après un certain nombre de jours, à partir du moment du départ, et que, passé ce terme, quand il n'y a pas eu d'attaque, la peste n'est plus à craindre à bord. Cette fixité dans la limite du chiffre dont nous parlons, nous conduit donc à penser que tout bâtiment quittant un lieu où règne la peste, n'est pas primitivement foyer de peste, mais qu'il peut le devenir par la présence de la maladie à bord.

Si nous ne nous sommes pas égaré dans le raisonnement que nous venons de faire, raisonnement d'ailleurs confirmé par les faits, nous sommes conduit, d'un autre côté, à regarder le plus long temps que met le premier cas de peste à éclater à bord, comme le *maximum* du temps de l'incubation : ce *maximum*, je ne dirai pas qu'il est démontré rigoureusement être égal à *huit jours*, mais bien qu'il est impossible de prouver qu'il n'est pas de huit jours, en invoquant soit les faits de Marseille, soit ceux d'autres lazarets d'Europe, d'après MM. de Ségur-Dupeyron et Aubert-Roche.

D'après cette manière de voir, toute peste qui éclate à bord est apportée par des individus embarqués, chez qui elle était à l'état d'incubation ; le lieu où est reçu le malade peut alors devenir foyer d'infection pestilentielle : de là les cas qui se succèdent sur les bâtiments qui font l'objet des pièces de Marseille.

Mais nous venons de dire que, si un point du navire est contaminé, il n'y a plus de terme fixe pour les nouveaux cas de peste qui peuvent faire explosion ; cette conséquence, que nous avons établie par le raisonnement, est confirmée par le dépouillement des pièces dont nous venons de parler.

Ainsi, le navire *la Sainte-Famille*, dont il est ici question, offre un décès de peste le 7 avril ; une seconde attaque a lieu le 17 ; et du 17 avril jusqu'au 7 mai suivant, c'est-à-dire pendant *vingt jours*, le navire n'exerce aucune influence funeste sur l'équipage ; mais à partir de cette époque, de nouveaux cas de peste éclatent successivement à bord, durant les douze jours qui suivent l'arrivée de *la Sainte-Famille* à Pomègue. Des intervalles aussi variables, et même de plus longue durée, entre les attaques de peste succédant au premier cas, qui éclate dans les huit premiers jours de la traversée, se présentent dans la plupart des autres navires dont nous nous occupons : on pourra en faire la remarque au fur et à mesure qu'on les passera en revue.

Néanmoins, pour ne pas revenir sur ce point, nous ferons nous-même observer que :

Le capitaine Brun a deux morts sur quatre malades, dans les dix premiers jours qui suivent son départ, le 23 avril de Tripoli ; du 9 au 12 mai ont lieu trois autres attaques de peste suivies de mort, et c'est le 24 mai, c'est-à-dire *douze jours* après la dernière, que se présente un nouveau cas.

Le capitaine Millich a trois décès à bord depuis le 18 mars jusqu'au 9 avril ; du 9 avril au 23 mai, *pendant quarante-quatre jours*, il n'y a pas de nouveaux cas de peste ; mais les 24 et 25 mai offrent deux décès ; une nouvelle attaque a lieu le 11 juin, *seize jours* après la dernière ; et les jours suivants se montrent, à de courts intervalles, d'autres cas.

Le capitaine Bernardy présente une première attaque dans les quatre premiers jours de la traversée ; le second cas de peste se fait attendre *quatorze jours*, et d'autres se succèdent à des intervalles de deux ou trois jours.

Le capitaine Rodriguez offre la première attaque le 2 juillet, six jours après avoir quitté Alger ; la seconde le 7 juillet, une autre le 18 juillet, *onze jours* après la dernière, et enfin une nouvelle le 11 août, *vingt-quatre jours* après.

Chez le capitaine Anderson, la première attaque a lieu cinq jours après le départ ; d'autres lui succèdent à de courts intervalles, et la dernière est séparée de la précédente de *onze jours*.

Chez le capitaine Audibert, le premier cas de peste se présente le 5 juin, six jours après le départ du navire ; d'autres ont lieu les 16, 19, 21, 23 juin ; enfin la dernière le 8 juillet, c'est-à-dire *seize jours* après la précédente.

A bord du *Léonidas*, la première attaque se montre le 8 juillet, la seconde le 9 et la troisième le 20 du même mois, c'est-à-dire *onze jours* après.

L'absence d'événements ultérieurs sur les navires des capitaines Caudier, Pons et Calder, malgré les cas de peste à bord, nous conduit à penser que ces bâtiments n'étaient pas devenus foyers d'infection pestilentielle.

Nous ne saurions quitter ce sujet, sans faire observer qu'en invoquant les faits précédents, pour démontrer le point de doctrine que nous avons cherché à établir, nous avons rejeté ces longues périodes d'incubation que quelques personnes se plaisent à admettre, sans recourir aux preuves qui peuvent légitimer leur existence ; nous avons pensé que, dans l'appréciation des faits que nous ne pouvons voir de nos propres yeux, mais dont nous avons seulement l'histoire, il fallait suivre la règle commune, et non invoquer les cas exceptionnels, lors même qu'ils seraient admissibles. Aussi, nous ne serions pas surpris de voir ces personnes qui ne reconnaissent, pour ainsi dire, aucune limite supérieure au temps de l'incubation, considérer les attaques de peste qui se succèdent sur les navires comme indépendantes les unes des autres, et nous accuser alors d'avoir fait ce qu'on appelle *un cercle vicieux*, dans la proposition que nous avons tâché de formuler.

Mais revenons aux faits qui se rattachent à la présence du capitaine Billon à Pomègue.

Le sieur Germain, chirurgien quarantenaire, appartenant à l'équipage de *la Sainte-Famille*, est entré au lazaret depuis le 10 ou 11 mai pour soigner les malades; il offre, le 30 mai, les symptômes suivants: face très altérée, faiblesse extrême, fièvre, glandes au pli de l'aine fort douloureuses, etc. Il meurt à cinq heures du matin le 2 juin.

La maladie du sieur Germain est-elle une peste contractée au lazaret? S'il l'avait apportée du bord, il faudrait admettre une période d'incubation d'au moins vingt jours.

Un nommé Laveine, matelot de *la Sainte-Famille*, est arrivé le 17 mai au lazaret pour servir le capitaine en second Billon; il éprouve le 6 juin un malaise général; il est malade depuis la veille; il se plaint d'une douleur au côté gauche entre l'aisselle et la mamelle. Le matin du 7 juin, on découvre une tumeur dans le même endroit; la peau est rouge; on constate un charbon pestilentiel. Ce malade meurt le même jour, à quatre heures du soir, victime d'une peste aiguë, au dire des médecins.

S'agit-il encore ici d'une peste contractée au lazaret? S'il en était autrement, il faudrait admettre une période d'incubation d'au moins dix-neuf jours.

Le 1er juin, il est dressé un état des infirmeries, dans lequel il est fait mention de malades affectés de fièvres tierces, d'ophthalmies, etc.

1768. Le pinque *l'Élisabeth*, commandé par le capitaine François Brun, a fait voile pour Livourne de Tripoli de Barbarie, le 23 avril 1768, chargé de marchandises et transportant l'ambassadeur de Tripoli et sa suite; il a mouillé à Livourne le 3 mai, et avait perdu dans cette traversée deux de ses matelots. Du 9 au 12 du même mois, succombèrent deux autres matelots et un maure de la suite de l'ambassadeur. Sur leurs cadavres, on reconnut des symptômes de peste par des glandes à l'aine et sous les oreilles. Par suite de ces nouveaux accidents, *l'Élisabeth* et l'ambassadeur durent quitter Livourne le 24 mai, sur l'ordre de la régence de Florence, et se diriger sur Marseille, accompagnés de deux gardes de santé de Livourne. Le jour du départ de ce port, le fils de l'ambassadeur, étant mort, a été jeté à la mer ; et le 27 mai, la veille de son arrivée à Pomègue, le capitaine Brun avait perdu un marinier français.

Malgré les couleurs sombres de la déposition du commandant de *l'Élisabeth*, malgré la panique qui s'était emparée des esprits au lazaret de Livourne, et tous les antécédents qui tendaient à démontrer que le navire du capitaine Brun était un foyer de peste, l'enquête faite par MM. Montagnier et Fondoume, médecin et chirurgien du lazaret, sur tout le personnel de *l'Élisabeth*, ne constata aucun cas de peste, mais des fièvres intermittentes, et quelques malades ayant eu des glandes engorgées. Aussi, le 31 mai suivant, le capitaine Brun se disposait-il à sortir de Pomègue.

Certes, dans cette circonstance, on ne reprochera pas aux médecins des infirmeries de Marseille d'avoir sacrifié à la peur.

Mais poursuivons.

1784. La polacre *l'Assomption*, capitaine Mathieu Millich, a mis à la voile le 18 mars 1784, d'Alexandrie, où régnait la peste, et est arrivée à Marseille le 30 avril suivant : elle est chargée de marchandises, et de 152 passagers maures venant de la Mecque et se rendant au Maroc.

Le capitaine a perdu, dans la traversée d'Alexandrie à Marseille, trois hommes de son équipage ; il ne croit pas qu'ils soient morts de la peste.

Ce bâtiment, ayant conservé à bord passagers, équipage et marchandises, quitte Marseille le 24 mai, après une quarantaine de vingt-cinq jours à Pomègue ; pendant ce laps de temps, des gardes de santé furent placés à bord de *l'Assomption*, pour surveiller et l'équipage et les passagers.

L'un d'eux, Henri Courbon, entre malade au lazaret le 23 mai, et meurt dans la journée du 25. La peau est d'une couleur jaune, et présente des plaques d'un rouge pourpre. Tels sont les seuls signes extérieurs qu'offre le cadavre de Courbon : l'autopsie montre les intestins météorisés, livides en beaucoup de points, une portion du colon gangrenée.

En temps d'épidémie pestilentielle, sans aucun doute, Courbon aurait été victime de la peste.

Charles Olive, autre garde de santé, de service sur le même navire, se plaint, dans la soirée du 27 mai, d'une douleur à l'aine droite; le lendemain il est d'une faiblesse extrême, fièvre forte, intelligence obtuse, perte de connaissance, glandes inguinales droites engorgées; le 29 mai, exanthème à la partie antérieure de la poitrine et du bras gauche, hoquet fréquent. L'autopsie est faite le 30 mai.

Pour nous, Charles Olive est mort de la peste, contractée à bord du navire sur lequel il était de service.

Les événements qui suivirent le départ du navire le 24 mai, se rendant au Maroc avec 16 hommes d'équipage et 152 passagers barbaresques, viennent nous confirmer dans cette opinion.

En effet, de retour à Pomègue, le 22 juillet suivant, le capitaine déclara que, dans la traversée de Marseille à Tanger, les passagers jetèrent à la mer, à son insu, trois cadavres; le 12 juin. il lui était mort un de ses matelots, après quatre jours de maladie; le 20 juin, Mathieu Millich, cousin du capitaine, succomba avec deux bubons, après avoir été malade trois jours; le 21 juin meurt son neveu, Paul Millich, alité le même jour; les 22, 23 et 24 juin succombent successivement les matelots Boyick, Luc Calize et le mousse Mathieu Panata, après quelques jours de maladie.

Enfin, forcé de quitter Tanger, le 24 juin il fait voile pour Marseille, où il mouille le 22 juillet; le 30 juin, Antoine Ferre, matelot, était mort avec deux bubons; et le 12 juillet, Thomas Millinowick avait succombé ayant deux tumeurs au col.

Je l'avoue, ces faits, rapportés par le capitaine Millich, auraient peu d'importance, s'ils n'étaient pas liés naturellement aux malades Courbon et Olive, reçus au lazaret après le départ de *l'Assomption*.

Mais reprenons l'exposé des faits observés encore au lazaret, après la mort des deux gardes de santé dont nous venons de parler.

Sylvestre Aymès, autre garde de santé employé sur le navire du capitaine Millich, avait joui d'une bonne santé jusqu'au 9 juin; il éprouve le soir de ce jour un violent mal de tête, de la fièvre, et une prostration extrême, trouble dans les idées; il meurt le 10 juin, à trois heures après midi, en proie à un délire qui ne l'a pas quitté. Le chirurgien quarantenaire, le sieur Joachim Blanc, déclare avoir constaté une glande engorgée dans le creux de l'aisselle du côté gauche.

Un nouveau garde de santé, le nommé Isnard, qui avait été aussi de service à bord de l'Assomption, se plaint, le 13 juin, de manque d'appétit, de mal de tête, de frissons, et d'une glande engorgée à l'aine droite; le délire le quitte peu les jours suivants, et il meurt le 18 juin.

L'Assomption a fait voile de Pomègue le 24 mai. Aymès est tombé malade le 9 juin suivant, et Isnard le 13; s'ils n'avaient pas contracté la peste au lazaret, transformé en un lieu d'infection pestilentielle par la présence des gardes de santé Courbon et Olive, il faudrait admettre une période d'incubation de seize jours au moins chez Aymès, et de vingt jours pour Isnard.

Nous arrivons enfin au dernier malade, qui se rattache au séjour de l'Assomption à Marseille; nous voulons parler du sieur Blanc, chirurgien quarantenaire, qui avait donné ses soins à tous les malades dont il vient d'être parlé, et cela depuis le 23 mai : il tombe malade le 14 juin; il accuse une grande prostration de forces, manque d'appétit, et une glande engorgée à l'aine droite; le lendemain 15 juin, il a des sueurs abondantes, le bubon est très enflammé; le 16 juin, une tumeur charbonneuse s'est montrée à la partie postérieure et inférieure de la cuisse; bubon et charbon suppurent pendant un certain temps, après avoir été préalablement incisés; l'escarre de la tumeur charbonneuse se détache in sensiblement, et tombe le 28 juin. Le 23 juillet, le bubon et l'ulcère de la cuisse sont entièrement cicatrisés.

Sans doute, si la maladie du sieur Blanc était considérée isolément, indépendamment des circonstances qui l'ont précédée et accompagnée, on pourrait se demander s'il n'aurait pas eu une syphilis, qu'il aurait dissimulée sous le voile de la peste ; d'ailleurs l'existence d'une tumeur charbonneuse ne démontre pas nécessairement la présence de cette maladie ; mais, dans les circonstances où nous sommes placés, il est impossible de ne pas admettre chez le chirurgien quarantenaire les signes de la peste, maladie qu'il avait contractée au lazaret, en donnant des soins aux malades précédents, qui eux-mêmes étaient pestiférés : à moins cependant, à l'exemple de M Dubois (d'Amiens), de considérer comme atteints de la syphilis, conjointement avec le sieur Blanc, les gardes de santé Charles Olive, Isnard, voire même Sylvestre Aymès, qui aurait présenté un bubon vénérien axillaire, ce qui n'est pas chose commune.

Les médecins et chirurgiens des infirmeries de Marseille n'ont pas, à la vérité, dit un mot de l'absence des autres symptômes de la syphilis chez le sieur Blanc ; mais s'ils n'ont pas fait mention, dans leur investigation, de cette circonstance, c'est qu'elle était inutile dans l'appréciation du diagnostic. D'ailleurs nous avons déjà vu, et nous verrons encore bientôt les médecins et les chirurgiens du lazaret avoir affaire à d'autres maladies que la peste, et s'empresser de tranquilliser l'intendance de Marseille, ordinairement si timorée.

Remarquons en outre que tous les rapports des médecins du lazaret ont été rédigés quotidiennement, et envoyés à l'intendance immédiatement après chaque visite, et nullement sous l'influence de la crainte de la peste, qui aurait pu exister à bord du bâtiment du capitaine Millich ; car, quoique la déclaration du capitaine, faite à son arrivée à Pomègue, le 30 avril, pût paraître suspecte, pendant les vingt-cinq jours de quarantaine que subit le navire à Pomègue, il n'y eut aucun accident qui pût faire soupçonner que ce bâtiment était un foyer d'infection pestilentielle. Tous les certificats des médecins, nous le répétons, furent faits avant le retour du capitaine Millich, c'est-à-dire avant le 22 juillet, et par conséquent il est impossible, comme le voudrait M. Dubois, de leur refuser toute confiance.

1785. *La Marianne*, capitaine Caudier, a fait voile de

Porto-Farina le 15 janvier 1785, et a mouillé à Pomègue le 22 du même mois.

Dans la traversée, le capitaine a perdu François Brunet, matelot, après une maladie qui a duré vingt quatre heures, et son écrivain, Antoine Caudier, au moment de son arrivée à Marseille. Le matelot Anselme Vernier est malade depuis le 14 janvier; il présente un bubon inguinal et est reçu au lazaret le 23 janvier; il est guéri le 21 avril suivant. Le même jour entre au lazaret François Niel, novice, présentant une tumeur sur le genou gauche.

Nous n'avons aucune conséquence à tirer des pièces du dossier du capitaine Caudier, relativement à l'infection; car ni les gardes de santé à bord de *la Marianne*, ni les personnes chargées de donner des soins aux malades, n'offrirent aucun accident.

Mais nous remarquerons en passant que François Niel présentait une tumeur phlegmoneuse sur le genou gauche: les médecins du lazaret, malgré les soupçons qui planaient sur *la Marianne*, ne regardèrent à aucune époque ce matelot comme affecté de la maladie contagieuse, pour me servir de leur expression; ils reconnurent que le genou droit offrait une cicatrice provenant de tumeurs du même genre, et par conséquent que sa maladie ne pouvait être confondue avec la peste.

1786. Le capitaine Bernardy, commandant le navire *la Providence*, a mis sous voile de la rade de Bone, où sévissait la peste, le 14 mai 1786, et est arrivé à Marseille le 2 juin.

Le capitaine déclare avoir perdu Louis-Auguste Michel, maître d'équipage, après cinq jours de maladie. Son nouveau maître d'équipage, Blaise; François Dalès, novice; Joseph Manège, matelot, sont reçus successivement au lazaret depuis le 2 jusqu'au 7 juin; tous trois y meurent du 4 au 19 du même mois, avec les signes de la peste, symptômes généraux et bubons inguinaux et axillaires.

Quoiqu'il existât à bord un foyer d'infection pestilentielle, aucun des gardes de santé n'en fut victime.

Cependant le chirurgien quarantenaire, le sieur Paul, étranger à l'équipage de *la Providence*, entré le 2 juin au lazaret, dans l'enclos Saint-Roch, pour y soigner les pestiférés dont il vient d'être question, accuse, le 20 juin, c'est-à-dire après dix-huit jours de rapports avec les malades, une glande engorgée au pli de l'aine droite, manque d'appétit depuis la veille; sa tête n'est pas saine; il ne se souvient pas s'être levé le matin et s'être couché à plusieurs reprises; il conserve néanmoins quelques forces : le bubon est ouvert le surlendemain 22 juin, et est entièrement cicatrisé le 23 juillet.

L'examen des vingt-cinq rapports des médecins du lazaret relatifs à ce malade, certificats établis après chaque visite quotidienne d'abord, et ensuite faite de deux jours l'un : cet examen démontre, contrairement à l'opinion de M. Dubois (d'Amiens), que le sieur Paul a non seulement été *observé*, mais qu'il a reçu les soins que pouvait réclamer son état.

Notre honorable collègue semble trouver extraordinaire que les médecins du lazaret fassent leurs visites avec des lunettes d'approche; mais le moyen de procéder autrement, quand le médecin est à une distance de 12 mètres du malade? Y verrait-il mieux sans le secours de tels instruments? Le même reproche pourrait être fait par M. Dubois aux personnes qui, ayant un foyer visuel trop rapproché du globe de l'œil, combattent cet inconvénient par l'usage de lunettes ou de lorgnons, selon leur besoin.

Sans nul doute, les médecins du lazaret, en refusant de se soumettre à cette ridicule mesure, auraient pu s'acquitter beaucoup mieux de leurs devoirs; mais nous ne pouvons pas cependant nous empêcher de faire remarquer que la détermination d'un bubon, de traits décomposés, d'une démarche titubante, ne rentre pas dans l'étude des observations microscopiques.

Mais les faits cités dans le rapport de la commission démontrant en effet, comme je le pense moi-même, que la peste n'est nullement transmissible par le contact des malades à l'air libre, les médecins n'auront plus désormais à obéir à une coutume que repoussent et la raison et l'humanité.

Nous ne saurions terminer ce qui est relatif aux faits du capitaine Bernardy sans rapporter ici que, le 26 juin, sept jours après la mort de Joseph Manège, le nommé Malet, de l'équipage de *la Providence*, qui avait soigné, conjointement avec le sieur Paul, les matelots morts de la peste au lazaret, fut atteint lui-même d'un bubon à l'aine gauche, et qui, plus heureux que ses camarades, fut guéri le 3 septembre suivant.

Si, comme nous croyons l'avoir démontré pour le chirurgien quarantenaire, Malet n'avait pas contracté la peste au lazaret, mais bien à bord, il faudrait admettre chez lui une période d'incubation d'au moins vingt-quatre jours.

1786. Le capitaine Pons, commandant le chebek *le Malouet*, a mouillé à Pomègue le 12 juin 1786, venant de Bone où régnait la peste. Il déclare à l'intendance de Marseille qu'il a perdu son maître d'équipage, Jean Marquis, au moment de faire voile pour Pomègue, et cela après trois jours de maladie. *Le Malouet*, d'après les circonstances que nous venons de rappeler, pouvait donc être soupçonné d'apporter la peste : cependant, le 13 juin, entre au lazaret le nommé Donat, de l'équipage du capitaine Pons. Les médecins reconnaissent qu'il a un engorgement des *glandes inguinales droites*, mais en même temps un chancre au gland, des ulcérations à la partie externe du prépuce, un phimosis accidentel, et tout le dos couvert de pustules. Je ne fais que citer les termes mêmes du rapport des médecins du lazaret, adressé le même jour 13 juin à l'intendance. Il est dit dans ce rapport que le nommé Donat n'a point la peste, mais une syphilis constitutionnelle.

M. Dubois (d'Amiens) aurait-il voulu que les mêmes médecins qui avaient examiné deux ans auparavant le sieur Blanc, chirurgien quarantenaire, et qu'il semble regarder comme syphilitique, eussent dit qu'il n'avait de chancre ni au gland ni au prépuce ? Sans doute ces détails n'auraient pas nui à la certitude du diagnostic ; mais si les médecins n'en ont pas

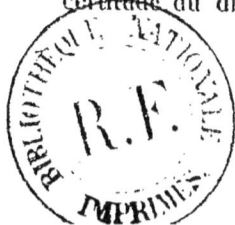

parlé, je le répète, c'est qu'il n'y avait pas lieu, puisque nous venons de voir qu'ils ont tenu compte de ces symptômes quand ils se sont offerts à leur examen.

Je passe sous silence l'arrivée au lazaret, le 20 juin, de Martin, écrivain du *Malouet*, qui, quelques jours auparavant, avait reconnu à la partie externe de la cuisse droite un anthrax, lequel a été suivi de l'apparition au pli de l'aine du même côté d'un bubon, et qui a suppuré les jours suivants.

1796. Le capitaine Rodriguez, commandant *l'Eulalie*, quitte Alger le 26 juin 1796, mouille successivement à Alicante, à Carthagène, à Mahon, où il arrive le 17 juillet. Dans ce voyage de vingt et un jours, *l'Eulalie* perdit deux hommes. Le 2 juillet, un matelot tomba malade et mourut deux jours après; un nègre qui avait soigné ce malade succomba le surlendemain. Un jour après l'arrivée de *l'Eulalie* à Mahon, un malade s'alita deux jours, et mourut.

Le capitaine Rodriguez, à la suite de ces événements, menacé de voir brûler son navire et tout ce qu'il contenait, fait voile pour Marseille, où il arrive le 30 juillet.

Le 11 août, est reçu au lazaret le mousse Casouilla, de *l'Eulalie;* il présente tous les symptômes généraux et locaux de la peste. On constate sa guérison le 8 septembre suivant.

Nous continuons.

1796. *La Fortune*, capitaine Calder, Américain, partie d'Alger le 13 juillet 1796, a mouillé à Marseille le 20 du même mois, elle avait à bord 137 passagers, dont 89 Anglo-Américains et 48 Napolitains, tous tirés d'esclavage. La peste était à Alger : il y mourait 30 à 40 personnes par jour.

« Le capitaine Calder dépose que le second jour de son » départ d'Alger, il lui est mort un Napolitain qui ne s'était » plaint d'aucune maladie au départ; il a, dit-il, succombé » à une fièvre ardente, son cadavre offrait des taches livides » et noires; que le même jour 15 juillet, Samuel Begly, An- » glo-Américain qui s'était embarqué en bonne santé, se » plaignit d'un grand mal de tête, et qu'il mourut le lende- » main; qu'ayant été visité après sa mort, le corps avait été

» trouvé tout enflé, et qu'on avait reconnu un bouton en-
» flammé sur la jointure du bras, etc., etc. »

Le capitaine Calder a donc perdu, dans la traversée
d'Alger à Marseille, deux individus d'une mort douteuse; il
est arrivé à Pomègue redoutant de nouveaux cas de peste.
Quoi qu'il en soit, l'intendance sanitaire de Marseille, en proie
à la frayeur qu'avaient fait naître dans les esprits les événements de 1784, ainsi qu'il est rappelé par les lettres du sieur
Martin, capitaine du lazaret, prit, après avoir reçu les 135
passagers au lazaret, les plus grandes précautions dans les
trois enclos, Saint-Roch, du Cassadou et du Puits. Néanmoins les soixante-trois rapports des médecins du lazaret ne
constatent que quelques malades : l'un d'une fièvre typhoïde
avec des parotides, un autre d'une gale vénérienne, un troisième d'une vérole constitutionnelle, d'autres enfin de fièvres
intermittentes.

1819. Le brick *la Continuation*, capitaine Anderson, parti
de Tunis le 20 avril 1819, où régnait la peste, a mouillé à
Pomègue le 1er mai suivant.

Le capitaine dit qu'il lui est mort de la peste, le 28 avril,
après trois jours de maladie, le matelot Hinchmann, et de la
dentition, un jeune enfant d'un de ses passagers, Salvator
Trivoli; que la mère de cet enfant a succombé le lendemain
30 avril à la suite d'une suffocation de lait. Le capitaine Anderson ajoute dans sa déposition que, « le 26 avril, le nommé
» Delarose, matelot, est tombé malade de la peste, qu'il a
» un bubon à l'aine gauche, que ce bubon s'est ouvert, que
» le malade a eu le délire les premiers jours, mais qu'il se
» trouve beaucoup mieux aujourd'hui 1er mai. »

Le 2 mai, entre au lazaret le malade Delarose; il est examiné, et le rapport des médecins du même jour confirme
la déclaration du capitaine Anderson. Ce malade guérit le
20 juin.

Le 2 mai est en outre reçu au lazaret un autre enfant de
Trivoli, Sabatino Trivoli, qui a couché avec sa mère jusqu'à
sa mort; il succombe le 8 mai avec des pétéchies sur la peau
de l'abdomen.

La maladie de Delarose, les antécédents qu'a offerts *la Continuation* pendant la traversée de Tunis à Marseille, la peste qui exerçait de grands ravages dans cette ville lors du départ du bâtiment, tout concourt à démontrer que *la Continuation* était un foyer de peste. Si on conservait quelque doute, il serait levé par l'arrivée au lazaret, le 14 mai, du garde de santé Fabre, de service à bord du navire *la Continuation*. La veille, à quatre heures après midi, il s'était senti très indisposé, il fut pris de frissons; dans la matinée du 14 mai, il eut une hémorrhagie nasale, qui s'est reproduite le soir du même jour. Le 15, il se plaint d'une douleur au côté gauche de la poitrine et sous le creux de l'aisselle correspondante; grande prostration. Le soir du même jour, il a une glande engorgée dans le creux de l'aisselle gauche, et le lendemain 16, on reconnaît dans le creux de la même aisselle un bubon de la grosseur d'une *amande verte*: ce sont les termes mêmes du rapport des médecins, rédigé le même jour et envoyé immédiatement à l'intendance. Le 17 mai, vers huit heures du matin, le bubon de l'aisselle a la grosseur d'un *œuf de pigeon*; Fabre a du délire; il meurt à dix heures et demie du matin. L'examen du cadavre de Fabre, une heure après la mort, fait découvrir, outre le bubon axillaire relaté dans les rapports précédents, des bubons à chaque aine, des pétéchies sur toutes les parties du corps, une tumeur charbonneuse à la poitrine près de l'aisselle gauche, et la peau d'une teinte jaune verdâtre.

Tel est le cas que M. Dubois (d'Amiens) est encore venu révoquer en doute devant vous. Il vous a dit que « les rapports qui rendent compte de la maladie de Fabre ne signalent guère, sauf les bubons, *dont la découverte a été faite lors de l'inspection du cadavre*, que des symptômes typhoïdes, etc. » M. Dubois a oublié le bubon axillaire, constaté pendant la vie, les 15, 16 et 17 mai au matin. Il est de mon devoir de faire remarquer qu'il a commis une erreur, et que cette erreur est favorable à la thèse qu'il s'est proposé de soutenir devant vous.

1825 et 1837. Nous croyons inutile de rappeler ici les faits relatifs au capitaine Élie Audibert, commandant *l'Heureuse*

Sabine, arrivé à Marseille le 30 juin 1825, ni ceux qu'offre le paquebot-poste *le Léonidas*, qui a mouillé à Pomègue le 9 juillet 1837.

La présence à Marseille de ces bâtiments, tous deux foyers de peste, n'a donné lieu à déplorer aucun accident, soit chez les gardes de santé préposés à bord, soit chez les personnes que leur devoir appelait auprès des pestiférés arrivés au lazaret.

Nous pensons pouvoir résumer ainsi qu'il suit les faits établis par les documents de Marseille.

Un bâtiment part d'un pays où une affection épidémique exerce des ravages : cette affection a des signes certains, non équivoques ; on connaît sa marche, sa terminaison ; des hommes du navire tombent malades dans la traversée : ils présentent tous des phénomènes caractéristiques de l'affection épidémique. Ne devra-t-on pas conclure que la même maladie qui régnait au port du départ a été transportée à bord ?

Maintenant, ce navire arrive au lieu de sa destination, lieu dans lequel, s'il existe quelquefois des épidémies, on ne rencontre pas celle du pays que le bâtiment vient de quitter ; ses malades sont reçus dans des infirmeries disposées à cet effet ; des individus tout-à-fait étrangers au navire, les uns vont à bord, d'autres sont chargés de soigner les malades ; et au bout d'un temps plus ou moins court de leurs rapports, soit avec le bâtiment, soit avec les infirmeries, un certain nombre d'entre eux deviennent malades, et leur affection donne les mêmes symptômes au début, dans sa marche et sa terminaison, que ceux de la maladie épidémique primitive qui a été transportée à bord : douter de la filiation de la nouvelle maladie observée avec celle qui régnait sur le bâtiment est pour nous chose impossible.

Ainsi, suivant nous, et en ce point comme en d'autres nous avons fait partie de la majorité de la commission, un bâtiment qui fait voile d'un pays où règne la peste, recevant des personnes qui viennent de terre, peut devenir foyer d'infection pestilentielle par suite des attaques de peste qui peuvent éclater sur le navire, et les chambres du lazaret dans lesquelles sont reçus et soignés les pestiférés peuvent devenir aussi foyers de peste.

D'après cette manière de voir, et que nous croyons parfaitement fondée, quel moyen emploiera-t-on d'abord pour empêcher qu'il ne se forme des foyers de peste sur tout bâtiment venant de l'Orient? La difficulté ne nous paraît pas bien grande : c'est tout simplement de suivre à l'égard du navire, *au moment du départ*, les procédés qu'on s'empresse de mettre en usage à son arrivée à Marseille, quand il est constaté que la peste est à bord, c'est-à-dire la ventilation et les fumigations. Les bâtiments dont nous venons de vous entretenir étaient des foyers de peste ; comment ont-ils cessé de l'être? par la ventilation. On empêcherait alors, à plus forte raison, qu'ils pussent le devenir par le même moyen, s'il était toutefois pratiqué convenablement, au moment où le navire quitte un port suspect. Et j'entends par pratiquer d'une manière convenable la ventilation sur un navire, non pas faire usage de ces ventilateurs qui, mobiles, sont abandonnés dans un coin du bâtiment, s'y détériorent, et ne peuvent plus fonctionner au moment opportun, ainsi que cela arrive toujours ; mais aérer les navires à l'aide d'un appareil qui fait, en quelque sorte, partie intégrante du bâtiment, analogue, par exemple, à celui qu'on a présenté à l'Académie des sciences en décembre dernier, et qui offre en outre l'avantage de ventiler et de fumiger, au besoin, tous les points du navire.

Ainsi, je ferai à ce sujet la proposition suivante :

« Dès qu'un bâtiment, quittant un port des Échelles du » Levant, aura pris le large, toutes les parties de l'intérieur » du navire devront être ventilées d'une manière convena- » ble, et, si faire se peut fumigées, plusieurs fois par jour, » pendant tout le temps de la traversée. »

Je ne m'informe pas si le lieu du départ est le théâtre d'une épidémie pestilentielle, ou bien si la maladie y est à l'état sporadique. A la vérité, d'après le mémoire de M. Berbrugger, tous les bâtiments sur lesquels on a constaté la peste à Marseille venaient de pays où la peste sévissait épidémiquement ; mais, dans ce cas, les dossiers du lazaret nous démontrent que, le nombre des personnes à bord étant même très considérable, il n'y avait que quelques cas de peste qui éclataient dans la traversée, quoique la maladie fût répandue sur un grand nombre de points dans le port du départ, et qu'alors les contacts des personnes embarquées et des lieux infectés eussent pu être fréquents. Dans le cas de peste sporadique, il y aura seulement moins de chances d'avoir un homme atteint de la peste ; mais si un individu qui s'embarque s'est trouvé en rapport immédiat avec des pestiférés, lors même que la peste n'a lieu que sporadiquement, je crois que les craintes sont tout-à-fait les mêmes que si la maladie était épidémique.

Je proposerai, en outre, que « toute maladie survenant à bord, qui pourrait paraître suspecte, ou avoir quelque analogie avec la peste, ne fût pas traitée dans une des chambres de l'intérieur du navire, mais qu'on s'empressât d'établir sur le pont une baraque convenablement ventilée, dans laquelle le malade recevrait les soins que réclamerait son état. Je crois cette disposition tout-à-fait importante, toujours en invoquant les faits du lazaret de Marseille. S'il était impossible de construire sur le pont une chambre de malades, on s'imposerait la nécessité de ventiler incessamment (en ayant égard toutefois aux exigences qu'impose l'état du malade) la chambre du navire où il serait reçu. »

A l'aide de ces moyens, il serait peut-être permis d'espérer que tout bâtiment ayant eu dans la traversée des malades atteints de la peste, ne fût plus transformé en foyer d'infection.

Mais si la traversée a été de courte durée, le navire peut avoir, au moment de l'arrivée, des pestiférés à bord ; ces malades sont reçus et soignés au lazaret ; de nouvelles mesures doivent être prises pour s'opposer à ce que les chambres où ils sont traités ne présentent aussi à leur tour une atmosphère pestilentielle.

Nous pensons qu'on pourrait atteindre ce but, en faisant en sorte que le malade ne séjournât que quelques heures dans la chambre où il serait soigné.

Nous serons donc conduit à vous soumettre la proposition suivante :

« 1° Dans les divers clos du lazaret, plusieurs chambres,
» trois ou quatre, peu distantes les unes des autres, et n'ap-
» partenant pas au même corps de bâtiment, d'une grandeur
» suffisante, pouvant être facilement aérées, contenant cha-
» cune un lit et tout ce qui est nécessaire à un malade, seront
» affectées à chaque pestiféré, de telle sorte que dans l'es-
» pace de vingt-quatre heures il puisse être transporté, si son
» état le permet, tour à tour de l'une dans l'autre, et ne sé-
» journer dans une chambre qu'il aura quittée qu'après
» qu'elle aura été bien fumigée et bien ventilée.

» 2° Une salle dans laquelle sera amené le malade, toujours
» dans le cas où son état ne s'y opposerait pas, sera destinée
» aux visites des médecins, qui, après avoir examiné le pes-
» tiféré, feront les prescriptions nécessaires. Dans le cas con-
» traire, les médecins se rendront auprès du malade, dont la
» chambre aura été préalablement ventilée. »

Comme il n'y a jamais eu au lazaret plus de quatre ou cinq
pestiférés à la fois, on comprendra que ces dispositions sont
d'une exécution facile. Nous ferons remarquer en outre que
le malade, arrivant dans une chambre nouvellement aérée, ne
pourra que se trouver très bien, toutes choses égales d'ailleurs, de cette nouvelle atmosphère.

Ces dispositions donneront toute sécurité, soit aux personnes qui pourront se trouver ultérieurement en rapport
avec les médecins, soit aux gardes de santé les plus timorés.

Des observations faites sur une si grande échelle dans le
Levant, à l'endroit des hardes qui ont servi aux pestiférés,
nous démontrent qu'elles sont de toute innocuité.

Quant aux marchandises, il est inutile de s'y arrêter un
seul instant.

Je craindrais, en prolongeant cette lecture plus longtemps,
d'abuser de vos moments; la liste des membres inscrits est
loin d'être épuisée : aussi j'aurai l'honneur de prier l'Académie de me donner la parole, s'il y a lieu, au moment de la
discussion des conclusions.

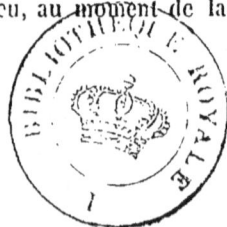

www.ingramcontent.com/pod-product-compliance
Lightning Source LLC
Chambersburg PA
CBHW070756210326
41520CB00016B/4717